LA GUÍA DE LA DIETA ATKINS - ACTUALIZADA PARA EL 2020

COMER BIEN, RECUPERAR TU SALUD & BAJAR DE PESO - DESCUBRE LOS SECRETOS DE UNA DIETA BAJA EN CARBOHIDRATOS, Y TRANSFORMA TU CUERPO

JULIÁN MANCEBO

información contenida en este documento, incluidos, entre otros, - errores, omisiones o inexactitudes.

ÍNDICE

INTRODUCCIÓN

La dieta Atkins es un programa alimenticio que se caracteriza por ser bajo en carbohidratos y se recomienda para poder perder peso, especialmente en personas con cuadros de obesidad y sobrepeso.

Quienes defienden esta dieta afirman que se puede perder peso comiendo grasas y proteínas pero eliminando alimentos con alto contenido de carbohidratos.

Se han hecho amplios estudios al respecto, en los últimos diez años se han hecho más de veinte estudios donde se demuestra que las dietas bajas en carbohidratos son efectivas para poder bajar de peso. Todo esto puede dejar como resultado que se tengan mejoras en la salud.

Esta es una dieta que fue originalmente promovida por el médico Robert C. Atkins, quien escribió en su momento un libro que se convirtió en un best-seller y que fue muy aceptado; como también por un tiempo esta dieta causó controversia en la comunidad científica, todo hasta que confirmaron que la dieta realmente era muy efectiva.

Al inicio, la dieta fue considerada nociva por el alto contenido de grasas, pero con nuevos estudios que se han hecho se ha visto que la grasa saturada es inofensiva y desde entonces esta dieta se ha estudiado en detalle y se ha demostrado en muchos estudios que la misma lleva a perder peso, más que con las dietas bajas en grasas; la dieta Atkins ayuda a que se mejore el azúcar en sangre y a que el colesterol malo se reduzca, también los valores de los triglicéridos y otros marcadores muestran mejores números.

La razón de esto es que las dietas bajas en carbohidratos son efectivas debido a que reducen la ingesta de carbohidratos y se consumen más proteínas. Se reduce el hambre y se come menos, sin tener que pararse a pensar en que se está comiendo menos.

En este trabajo te vamos a contar todo sobre la dieta

Atkins, lo que debes tener en cuenta y lo que debes prevenir, recetas, efectos en el cuerpo y las cuatro fases en detalle. Si estás pensando en comenzar esta dieta, aquí sabrás todo lo que necesitas de ella.

ASPECTOS BÁSICOS

¿QUÉ ES LA DIETA ATKINS?

*L*a dieta Atkins es una dieta muy popular que tiene bajo contenido de carbohidratos, fue creada en los setenta por el cardiólogo Robert C. Atkins. La dieta controla la cantidad de hidratos de carbono que se consumen y se enfoca en alimentos con proteínas y grasas.

La dieta Atkins tiene varias fases para bajar de peso y mantenerse, comienza con un plan de alimentación con bajo consumo de hidratos de carbono, la dieta Atkins formalmente llamada el enfoque nutricional de Atkins, ha sido ampliamente desarrollada en trabajos y tiene como elemento positivo la tendencia con poco contenido de carbohidratos.

La finalidad que tiene la dieta Atkins es el de cambiar los hábitos alimenticios para ayudar a que se pierda peso y además de eso mantenerlo. La dieta Atkins no solo es para que se haga por un tiempito hasta lograr el peso ideal, la meta es que se tome como un hábito para el resto de la vida, ya sea que se quiera perder peso, aumentar la energía o mejorar problemas de salud como la presión arterial alta o el síndrome metabólico.

BREVE RESEÑA HISTÓRICA Y EVOLUCIÓN

Corría el año 1972 cuando el doctor Robert C. Atkins dio a conocer esta dieta que se caracterizaba por comer todo tipo de grasas y proteínas pero suprimiendo los hidratos de carbono.

Este no imaginó que se desataría una lucha encarnizada en su contra, donde expertos en nutrición atacarían la dieta y otros la defenderían. Se dio una investigación profunda para ver qué era lo que escondía esta dieta. La razón de hacerla fue sencilla, la dieta desafiaba la primera ley de la termodinámica y para colmo en ella parecía estar un asesino en potencia que mataría a todos los que la hicieran.

Por su parte el doctor Atkins aseguraba que se bajaba de peso aunque no podía demostrar el origen del mecanismo biológico que hacía que todo lo que se ingería no se convirtiera en grasas adiposas que engordaran el organismo.

También estaba demostrado que muchas enfermedades cardiovasculares se relacionaban con la obstrucción de las arterias que se tapaban por las grasas, esto le llevó a pensar que la dieta era una herejía científica, porque las grasas y proteínas consumidas de esa manera solo traerían problemas a la salud y era el epitafio para quienes la hicieran.

Entonces no había muchas pruebas científicas que la avalaran especialmente porque el Dr. Atkins no era un especialista en dietética y estaba fuera de su especialidad que era la de cardiólogo. La Asociación Médica Americana publicó un informe crítico que advertía que era una dieta sumamente peligrosa.

Tras observar por más de treinta años la dieta, los expertos se asombraban al ver que no solo no se daban casos malignos, sino que las personas bajaban de peso más que con otras dietas.

Preocupados por la dieta Atkins, una nueva generación de expertos quisieron analizar mejor este sistema e investigaron en profundidad las razones de esto.

Gary Foster de la Universidad de Pensilvania y Eric Wesman de la Universidad de Duke de Estados Unidos, ambos doctores, fueron quienes se dedicaron en verdad a investigar esta dieta, reclutaron a 120 personas pero la mitad de ellas siguió una dieta baja en calorías y la otra la controversial dieta Atkins.

Seis meses después llegó la sorpresa, los que llevaron la dieta Atkins perdieron el doble de peso que los demás. Entonces tocó dedicarse a hacer una tarea de investigar los daños cardiovasculares a los que se había expuesto el grupo formado por quienes hicieron la dieta Atkins y vieron que el colesterol había bajado.

Quedaba todavía algo por explicar, qué pasaba con las calorías, qué reacciones químicas se producían en la digestión para que este combustible se desechara.

Mary Vernon, del Consejo Médico de la Dieta Atkins, creía que tenía respuesta a esto, esta decía que estaba en la forma en cómo el organismo descompone los alimentos. Según Vernon los carbohidratos se componen en energía de manera simple, por el contrario las grasas y las proteínas necesitan pasar por un mecanismo complejo, el glicerol se transforma en otras sustancias que hacen trabajar más el cuerpo, llegaba a la conclusión de que se lograría perder más peso, sin hacer ejercicio, siempre que se comieran los alimentos adecuados.

El efecto secundario que tenía la dieta era que al no ingerir carbohidratos el cuerpo echaba mano de las reservas de glucosa en el organismo, se comía a si mismo lo que hacía que se quemaran más grasas, esto causaba mal aliento que es el cuerpo en cetosis y excreción de cetonas en la orina. Se eliminaba la energía que se ingería.

PRINCIPIOS BÁSICOS

Cuando se trata de reducir el máximo consumo de hidratos de carbono, la dieta propone que se consuman muchas cantidades de proteínas y grasas también.

Las grasas son vitales en esta dieta, ya que reduce los carbohidratos y el cuerpo entra en eso que llama cetosis, donde para poder llegar a tener energía se llena desde los depósitos de grasa.

Esto quiere decir que esta dieta tiene permitido el consumo de alimentos como carnes rojas, embutidos, mariscos, quesos, huevos, crema de leche mantequilla, yogur entero y aceites.

No se deben eliminar los carbohidratos ya que estos alimentos brindan al cuerpo otros beneficios por ejemplo la ausencia de fibra que a lo mejor provocará estreñimiento.

No consumir frutas, cereales o verduras privará al organismo de recibir antioxidantes, minerales y vitaminas que son clave para prevenir enfermedades.

2

¿EN QUÉ SE BASA LA DIETA ATKINS?

*M*ás de 100 estudios realizados a lo largo del tiempo acerca de este tipo de dieta demuestran lo que es de conocimiento común: si se sigue una dieta saludable y baja en hidratos de carbono, se evita que se suba y baje de peso constantemente.

Reducir los carbohidratos permite que se quemen grasas y no las almacena, o sea como el cuerpo no tiene carbohidratos apela a las grasas y comienza a quemarlas como combustible. Usa esta leña para calentarse cuando la calefacción falla.

Según estudios esta dieta aplica a personas que tienen problemas motores o no se pueden mover, con la dieta Atkins se controla la alimentación incluso con sonda, porque bajan de peso solo controlando la ingesta de carbohidratos.

En otros estudios se hizo seguimiento a niños que fueron tratados con la dieta Atkins modificada, uno de los estudios se le hizo a niños del hospital Jhons Hopkins en el 2002, 54 de ellos siguieron la dieta por seis meses. También hubo niños que fueron seguidos alrededor de un par de años y la mejoría fue buena tanto a corto como a largo plazo.

Otro estudio que se hizo fue uno sobre la dieta baja en carbohidratos para poder controlar la glucosa en la sangre y la resistencia a la insulina en pacientes con diabetes tipo 2. En este estudio es donde los participantes fueron pacientes con esta afección.

Por un par de semanas se dio paso a una reducción en la ingesta de energía a nivel apropiado para la altura, los resultados fue que perdieron peso gracias a la reducción calórica y los niveles de glucosa mejoraron mucho así como la sensibilidad a la insulina.

CONSUMIR CARBOHIDRATOS SIN CONTROL ES PELIGROSO

Una de las grandes bondades de esta dieta es que se puede llegar a convertir en una gran aliada a la hora de perder el peso y dejar esa adicción a los carbohidratos.

Se ha comprobado que el azúcar y los hidratos de carbono son capaces de afectar al sistema nervioso que lleva a producir una conducta compulsiva de consumo, algo como lo que pasa con el alcohol y las drogas.

Es más, se ha comprobado estadísticamente que el consumo desmedido y descontrolado de los hidratos de carbono ha acabado con más personas que los accidentes de tránsito.

Hay que recordar que los índices mundiales de infartos al miocardio y los ACV ocurren en personas del primer mundo, también hay que recordar que esto sucede muchas veces por el sobrepeso que produce arterias tapadas y personas que son adictas a los carbohidratos.

En este sentido hay que aclarar que esto es una adicción, y la adicción es una conducta compulsiva, en el caso de los carbohidratos que se produce el consumo incontrolado de azucares dulces, harinas y todo este tipo de comidas que afectan la salud.

El proceso de adicción se divide en una primera etapa, que se denomina atracón en la cual se comen grandes cantidades de carbohidratos lo cual lleva al sistema nervioso a producir dopamina, una hormona del placer que es determinante en las adicciones.

Luego le sigue el escalamiento que consiste en que la persona sentirá el deseo de comer cada vez más cantidades de hidratos de carbono y constantemente, haciendo que el cerebro genere opioides que generarán un repunte en la adicción.

Al final como en otras adicciones se tiene la fase de codependencia que es cuando aparece el síndrome de abstinencia. Pero la adicción a esto tiene diversos desencadenantes unos que son genéticos y otros ambientales, dentro de esto está la publicidad expuesta intensamente, por todos los medios donde se invita a comer chatarra y alimentos ricos en hidratos de carbono y grasan trans.

Aquí es donde aparece una de las bondades de la dieta Atkins, esta consiste en reducir el consumo de hidratos de carbono pero de manera controlada, y es posible que en un principio se desencadene un síndrome de abstinencia en las personas adictas a los carbohidratos.

Esto es un estado pasajero pero cuando se convierte

en cetosis el cerebro de forma natural anula la producción de hormonas como la noradrenalina, y se quita ese deseo de los carbohidratos.

Dicho en otras palabras, el organismo en cetosis, no requiere de los carbohidratos para generar energía, hay que recordar que obtendrá la energía de las grasas.

Como ya se dijo antes, la dieta Atkins lo que propicia es un buen estilo de vida, es decir, una alimentación que incida en una óptima salud. En este sentido sabemos que una buena salud no es algo tan simple como la falta de enfermedad.

La oportunidad se presta para citar la definición de salud aprobada por la organización mundial de la salud en 1984, la cual sigue vigente y dice así "se define como salud, un estado de completo bienestar físico, mental y social, y no solamente la ausencia de afecciones o enfermedades" en 1992 se añade lo siguiente "y en armonía con el medio ambiente".

Es por esto que para tener una buena salud, según este artículo de la constitución de la OMS, se debe empezar por contar con un peso ideal de acuerdo a la edad y la altura que se tenga. No se trata entonces de comer menos, se trata de comer saludable. No es lo mismo comer lo que da la abuela cuando se visita, que lo que se come un atleta de alta competencia.

La dieta Atkins cuenta con este beneficio, no limita ni regula la cantidad de comida que puede comerse una persona, ya que eso dependerá de la edad, el tamaño y la actividad física que esa persona realice, la dieta Atkins ayuda a mejorar la alimentación cuando comienza a reducir el consumo de carbohidratos, para evitar que se acumulen las grasas de reserva que no son útiles y se alojan en cadera y cintura.

No se puede olvidar que cada persona es distinta y que el peso se calcula de acuerdo a la edad que tenga, el sexo y la altura, de hecho esta es una información vital cuando se pone en marcha la pérdida de peso. Es muy importante a la hora de proponernos reducir tallas, recordemos que la publicidad y la industria de la moda han creado falsos estereotipos de belleza que en ocasiones, sobre todo en los adolescentes, han propiciado conductas que van en contra de la buena salud, como comer muy poco o casi no comer para bajar de peso innecesariamente. La dieta Atkins no te propone que comas menos, solo que comas mejor.

LA IMPORTANCIA DE LAS PROTEÍNAS

Las proteínas son estructuras que se constituyen por aminoácidos, estos son importantísimos para el organismo, porque se encargan de nutrir a los huesos y los músculos, además, las proteínas componen la estructura del organismo, y llevan las sustancias a todas las células del mismo. Si se quiere ver un buen ejemplo de proteínas una de ellas es la hemoglobina, esta es una proteína que lleva el oxígeno a todas las células, es una proteína endógena, ya que es producida por el mismo organismo.

En lo que tiene que ver con la dieta Atkins, se refiere a esas proteínas que no genera el cuerpo, sino que se logran a través de los alimentos, en paralelo con las grasas, juntos son elementales para la adquisición de energía, es decir, en el organismo adaptado a obtener directamente de ellas el combustible necesario para construir músculos y demás tejidos. En la dieta Atkins, tanto las proteínas como las grasas son sumamente vitales, ya se irá viendo por qué.

No hay duda de eso: la dieta Atkins adelgaza, pero hay que hacerse una pregunta: ¿Es para todas las personas? ¿Tiene alguna contraindicación?

Es importante reflejar que la dieta Atkins no es para

todo el mundo, por ejemplo, no se recomienda ni este ni ningún otro régimen alimenticio, en las embarazadas, al menos, que ya la embarazada tenga este modo de alimentarse desde mucho antes de quedar encinta. Igualmente en estos casos debería consultar con su médico antes de hacer cualquier alteración en sus comidas.

El sistema Atkins no se recomienda en personas con problemas renales ni con ninguna condición o enfermedad sistémica, a menos que la haga acompañada por supervisión médica especializada.

Hay algo que tiene gran importancia: hay que seguir la dieta de manera responsable y recordando que no se trata de suprimir las frutas y las verduras, ya que una dieta donde solo se consuman proteínas puede llegar a producir una acidificación del organismo, lo que afectaría seriamente a los riñones, es por eso que la gente no combina la dieta keto con el ayuno intermitente. Así que la recomendación es que se consulte a un especialista antes de empezar con este tipo de dietas para que confirme que el cuerpo está capacitado para hacerla.

3

LAS 4 FASES DE LA DIETA ATKINS

*L*a dieta Atkins se divide en cuatro etapas vamos a verlas en detalle:

FASE 1: INDUCCIÓN

En esta primera fase es donde se comienza a restringir al máximo el consumo de los carbohidratos, se pueden consumir solo 20 gramos al día, de resto solo se pueden consumir proteínas y vegetales verdes en pequeñas porciones, también hay que tomar mucha agua y sin saltarse comidas, no se pueden pasar seis horas sin comer.

En esta primera fase se pueden consumir suplementos alimenticios y tomar omega 6 para que el cuerpo no deje de recibir lo que es vital para él. Esta fase dura más o menos una semana y no es para todos. Si solo se quiere perder un poco de peso se puede saltar esta fase e ir a la fase dos. Pero si se quieren perder más de diez kilos lo mejor es iniciar por aquí.

También se recomienda en el caso de que se haya hecho la dieta antes y se haya abandonado causando efecto rebote.

FASE 2: ESTABILIZACIÓN

Esta segunda fase es la de la pérdida de peso o estabilización, en esta parte ya el cuerpo debería estar en cetosis y se comenzará a perder peso rápidamente, aquí se pueden agregar nueces y verduras con almidón.

Esta segunda fase dura un poco más, se puede hacer por 9 semanas. En esta fase, al igual que en todas, no se pueden saltar las comidas y se tiene que aprender a distinguir entre el hambre y un antojo, en esos momentos de ansiedad se puede tomar un vaso de agua, y si a la hora de la comida no hay hambre, hay que comer igual, se come una porción pequeña de carbohidrato sano como una fruta.

FASE 3: REAJUSTE

Esta es la fase 3, ya el cuerpo perderá peso con más lentitud al menos más lento que la fase dos; aquí se pueden ir agregando carbohidratos, hasta encontrar el punto en que se consuman sin aumentar el peso, esta fase dura todas las semanas que se requieran.

FASE 4: MANTENIMIENTO

Esta es la fase cuatro, la que durará para toda la vida, cuando se ha hallado el punto en el que se puede comer carbohidratos sin ganar peso, se queda allí para siempre.

No es una fase como tal, sino que es más bien la estación donde se baja, el estilo de vida que se debe asumir si se quiere aprovechar lo logrado en este proceso de dieta. Ya se tiene el cuerpo libre de grasa acumulada, lleno de mucha vitalidad y salud.

Ya se ve que en lo que respecta a la dieta Atkins todo va a depender de cada persona, porque en ella interviene la percepción y la conciencia de quien la ha asumido, cada persona determinará la cantidad de hidrato de carbono que puede consumir sin que esto llegue a afectar el peso actual, se trata entonces de un estilo de vida donde la alimentación se cuida al extremo.

Buscar la fase para cada uno

FASE UNO

Esta no es para todo el mundo. Veamos la razón, si no se tiene mucho sobrepeso o si se es vegetariano se puede empezar con la Fase 2. La dieta Atkins tiene la capacidad de adaptarse a la persona y no la persona adaptarse a ella.

Un ejemplo, si corresponde perder mucho peso, superior a los 9 kilos, hay que comenzar con la fase 1, si no se es asiduo al ejercicio, también, si se tiene un metabolismo lento o si se ha fracasado en otras dietas, corresponde la fase uno.

Lo que no tiene duda es que las comidas deben ser seis al día en porciones pequeñas. Sin saltarlas, platos donde las proteínas reinen.

En la fase uno solo 20 gramos de hidratos de carbono al día.

FASE DOS

En esta etapa cada uno irá distinguiendo el hambre y sabrá cuándo es ansiedad y deseo de comer por comer.

Además, se va a ir cambiando la cantidad de comida que se come, porque a medida en que se sigue la dieta Atkins, el apetito irá siendo cada vez menos.

Eso sí, cuando se tenga hambre de verdad se come, no hay que pasar hambre, solo no hay que atiborrarse de comida, si no se tiene la seguridad de si es hambre o no, lo mejor es esperar, tomar agua y mirarse a ver.

Si no hay mucha hambre a la hora de comer, no hay que saltarse la comida porque eso rompería el esquema de la dieta, más bien se puede comer una porción aunque sea pequeña de carbohidrato y esperar a que el hambre llegue.

FASE TRES

Aquí las cosas avanzan, ya se habrá reducido el apetito y la ansiedad, además, ya se podrán medir mejor los carbohidratos, en esta fase se ven resultados del peso que se quería alcanzar y estará el deseo por seguir. Se contará con ánimo para hacerlo, se va a seguir perdiendo peso pero con más lentitud. En estos momentos se tiene que tomar las medidas a ver cómo va evolucionando.

4

VENTAJAS Y DESVENTAJAS DE LA DIETA ATKINS

*V*amos a comenzar abordando las ventajas que tiene:

MEJORA LAS CONDICIONES DE LA DIABETES

Según algunos expertos este es un plan de alimentación que ayuda a mejorar las condiciones graves con el síndrome metabólico como la diabetes o la hipertensión, pero además ayuda a prevenir la diabetes tipo 2.

La diabetes tipo dos sucede cuando la insulina que es la hormona que se da en el páncreas después de comer, no se usa de manera eficaz por las células del cuerpo. La insulina se requiere para que las células tomen glucosa de la sangre y la conviertan en energía. Cuando las células se vuelven resistentes a la insulina se da la diabetes tipo dos.

El cuerpo comienza a producir más y más de esta hormona y los niveles de azúcar en sangre aumentan.

Si se come habitualmente alimentos que generan aumentos de la insulina esto puede ayudar a que se desarrolle la diabetes. Los alimentos que están llenos de azúcar en forma de gaseosas, caramelos, confiterías, bollos y similares son los culpables más evidentes.

El azúcar agrega otros alimentos procesados como salsas, condimentos, el pan que no es integral, entonces al final el cuerpo pasa la factura.

Los carbohidratos refinados como los que hay en el arroz causan un aumento de insulina, darle al cuerpo constantemente carbohidratos lleva a que se tenga resistencia a la insulina y cause la diabetes tipo dos.

SE PIERDE PESO RÁPIDAMENTE

Con la dieta Atkins se puede comenzar a perder peso rápidamente porque el cuerpo entra en cetosis que es cuando comienza a tomar energía de la grasa y la va quemando para funcionar cada día, dejando como resultado una rápida pérdida de peso.

Estudios que han realizado confirman que esta dieta hace que se baje más de peso que otras dietas.

ES UNA DIETA QUE CAMBIA LA VIDA

El perder peso, el recuperar la salud y además mejorar el modo en el que el cuerpo se alimenta ayuda a que se cambie el estilo de vida que se viene trayendo hasta ahora. Se puede llevar un ritmo alimenticio muy distinto al que se tiene hasta el momento, brindando la oportunidad de alimentarse mejor, tener el peso ideal y comer sano da unos beneficios para la energía, el ánimo y la salud increíbles.

DA SACIEDAD POR LAS PROTEÍNAS QUE SE INGIEREN

Se acabarán esas comidas cuantiosas donde se comía muchísimo y al rato se tenía hambre, ahora se comerá menos y se sentirá saciado. Esto también deja como resultado un sistema digestivo más saludable.

HAY MUCHOS ALIMENTOS PERMITIDOS

Aunque no se pueden comer carbohidratos al principio, si hay muchísimos alimentos que se pueden comer y que son deliciosos. Más adelante te mostraremos cuáles son y te hablaremos un poco de cada uno de ellos. Esta dieta tiene la fortuna de ofrecer alimentos ricos que da gusto comer.

NO HAY LÍMITE PARA LOS ALIMENTOS PERMITIDOS

Los alimentos permitidos se pueden ingerir con gusto sin limitarse, aunque tampoco se recomienda caer en la gula, pero sí que se puede comer gustosamente hasta sentir saciedad.

DESVENTAJAS DE LA DIETA ATKINS

Se podrían presentar estas desventajas:

- Uno de los riesgos de la dieta Atkins puede ser que se presenten dolores de cabeza, debilidad, estreñimiento, esto en la fase inicial, mientras el cuerpo se acostumbra a tomar energía de la grasa.

- Las mujeres embarazadas o lactando no deberían llevar esta dieta. Se debe consultar al médico previamente.

- Algunos expertos no son claros con los datos que respalda este tipo de dieta que pueden decir que podría ser riesgosa, claro todo depende de cada individuo y su salud previa a iniciar.

- Los expertos dicen que se necesitan 150 gramos de carbohidratos al día y la dieta Atkins puede interrumpir esa meta y la actividad metabólica normal.

Como ya se reseñó antes, la dieta Atkins no es para todo el mundo, es un método alimenticio activo, exige una autoevaluación y un diseño personal hecho para cada persona según sus condiciones.

Es por esto que la dieta Atkins es para quienes quieran realmente comprometerse consigo mismos, para quienes se dediquen a pensar en medir lo que comen sin sentirse frustrados, porque lo hecho de mala gana deja malos resultados. Entonces uno de los grandes problemas de la dieta Atkins es el cambiar el mindset, sí, porque muchos lo pueden llegar a intentar, pero muchos desisten en el intento, regresan a sus viejos hábitos de comer exceso de carbohidratos. No hay que juzgar, es difícil seguir un ritmo alimenticio que contenga más grasas y proteínas que hidratos de carbono, ya que el cerebro tiene por costumbre comer hidratos de carbono desde que es un niño.

Eso no sería tan malo, lo es cuando este ritmo de alimentación genera obesidad.

Si en la dieta Atkins no se ingieren los suplementos podría ser contraproducente porque no cubrirá los requerimientos de las personas, lo cual es debido a la restricción de carbohidratos frutas y verduras, que son los alimentos más ricos en nutrientes. Todo termina afectando en la ingesta de fibra que es menor y puede causar estreñimiento y calambres y hasta mal aliento. Aunque con el nuevo tipo de dieta Atkins se pueden comer un poco más de frutas o suplementos y ya se puede llevar la dieta sin peligro.

5

ALIMENTOS PERMITIDOS EN LA DIETA ATKINS

*V*amos a ver los alimentos permitidos por cada una de las fases:

EN LA FASE UNO:

En esta primera etapa se puede empezar con un desayuno de una tortilla con queso, queso amarillo con huevos, puede agregarse una lonja de jamón, espinacas, otro día se puede comer algo de carne mechada con brócoli o pollo al que se le puede acompañar con nata.

Como son seis comidas diarias a media mañana, se puede comer una porción de gelatina sin azúcar, algún vegetal verde con nata, o huevos hervidos.

Para el almuerzo una buena opción puede ser carne con espinaca, carne en trozos o mechada, siempre a la plancha o sancochada, nunca freírla. La proteína se puede acompañar con algo de ensalada verde como espinaca. También se le puede agregar al pollo o carne algo de tocino o aceitunas negras.

La siguiente comida es a media tarde, ahí se puede comer algo de aceitunas, unas cinco y si es posible negras ya que tienen más grasas, o un trozo de queso amarillo, también se puede comer gelatina sin azúcar, la cantidad que se desee.

Para la cena se puede comer pollo, carne o pescado, y cualquiera de estos se puede acompañar con nata, o con mayonesa y tomates, o con col.

EN LA FASE DOS:

En esta segunda fase se puede elegir como plato principal, pescado, huevos con tocino, carne o pollo, acompañados con queso mozzarella o amarillo, un poco de vegetales como tomate, aguacate, rábanos o tallo de apio, y de postre se puede agregar una fruta que podría ser frambuesas o fresas, Aquí ya se puede tomar un té, que podría ser verde y por supuesto sin azúcar.

A media mañana se puede comer melón picado con patilla y siete nueces.

A la hora de almorzar, ya se pueden comer verduras con almidón como la batata, se pueden acompañar las verduras con ensalada por ejemplo de tomate y algo de lechuga fresca con mayonesa.

También se puede elegir pollo, carne o pescado, cualquiera de estos que tengan la compañía de setas o champiñones, coliflor, calabaza o aguacate.

Para la merienda de media tarde una buena comida puede ser una rebanada de queso amarillo o media taza de almendras, también se pueden comer fresas cubiertas con nata.

A la hora de cenar se puede elegir sopa de calabaza y de proteína un poco de carne, se puede comer una hamburguesa hecha en casa, con solo carne y berenjena.

EN LA FASE TRES:

Vamos por esta etapa ya, aquí la alimentación es un poco distinta, para el desayuno de la fase tres, se puede empezar con una tortilla o unos huevos revueltos con salchicha, también se puede comer algo de queso cottage, o queso mozzarella, a estos principales se les puede agregar batata cocida, pan integral o sandía.

A la media mañana que corresponde la otra comida, sin olvidar al cuerpo en cetosis se debe comer yogurt sin azúcar, manzana o pera también se puede ingerir media taza de nueces.

En cuanto al almuerzo se puede constituir por carne, pescado, huevos o pollo como plato principal, pero ya se pueden agregar alimentos como el arroz integral y una cucharada de frijoles, además de ensalada verde; también se puede comer coliflor más pasta de trigo integral o ensalada de remolacha con arroz integral. Esta fase es más permisiva y se integran más carbohidratos, eso sí, siendo consciente de contarlos y observarlos.

En la comida de media tarde se puede comer unas diez cerezas, junto a otra fruta como por ejemplo un kiwi, pero si no se tiene deseo de fruta entonces una rebanada de queso está bien.

Para la cena se puede comer un plato de sopa de legumbres con carne y como plato secundario, un poco de patatas asadas y en el postre una gelatina sin azúcar. También está la opción de comer pescado, pollo o carne como plato principal, y se puede acompañar de ensalada que puede ser de berros o algo de tofú o brotes de soja.

EN LA FASE CUATRO:

Para esta fase se mantiene la dieta en el punto donde se haya descubierto que comer carbohidratos no afecta el peso, pero siempre midiendo y observando desde el inicio, tal como se ha hecho desde la fase uno.

Basándose en estas fases se puede sacar conclusión de que la dieta Atkins promueve los siguientes alimentos: la ingestión de lácteos como la nata o el queso, los vegetales verdes, las proteínas, por supuesto, las grasas saludables, no fritas ni trans, y las frutas, especialmente los frutos rojos. Mientras que no se pueden consumir azucares, ni edulcorantes.

CARBOHIDRATOS QUE SON SALUDABLES

Los carbohidratos cuentan con propiedades y calidad, estos son algunos de los valores de estos alimentos, todos son bajos en calorías y sus aportes de hidratos de carbono son más cautelosos.

Estos son alimentos que tienes que agregarle constantemente a la dieta Atkins y que son ricos, una buena fuente de nutrientes y carbohidratos saludables.

LOS ARÁNDANOS

Estos forman parte de los frutos rojos que se recomiendan ampliamente en la dieta Atkins, así que se pueden recibir en los menús diarios.

Son ricos en antioxidantes y enfrenta a los radicales libres. Con estos arándanos y la dieta Atkins se puede ayudar a mantener más joven y saludable y es algo que se refleja en el exterior cuando se vea la piel sana y lozana.

Los alimentos como el arándano, están llenos de taninos, sustancias altamente antioxidantes, aporta moléculas de oxígeno, frenan la cadena de desestabilización molecular que promueven estos radicales y pone la salud en buena sintonía.

Carbohidratos como los arándanos son buenísimos en la dieta Atkins, estos pequeños frutos tienen flavonoides, además de ciertas otras sustancias que tienen propiedades antibacterianas y que por ende, te mantendrán libre de enfermedades gastrointestinales. Además pueden ayudar con los procesos de cicatrización y ayudan a las personas que padecen diabetes tipo 2.

Otra gran ventaja de los arándanos es que hará más fácil la digestión, ayuda a controlar infecciones urinarias, ayudan en casos de diarreas, protegen las paredes vasculares, ralentizan el avance de las cataratas, ayudan a que se forme el colágeno, y de paso, son deliciosos.

LAS ESPINACAS

Esta es otra de las favoritas de esta dieta, las espinacas, el perfecto acompañante de un plato de carne picada, el carbohidrato maravilla. No en vano fue la predilecta de Popeye y es el oro verde, como le dicen muchos expertos.

Cuentan con un tono de verde esmeralda muy intenso, señal inequívoca de la presencia del esencial ácido fólico y de la requerida vitamina A.

Las espinacas, así como los arándanos, también son buenos aliados para cuidar el organismo. Contienen vitaminas y minerales, que fortalecen el cabello y ayuda a tener las uñas resistentes y llenas de salud.

Asimismo es rica en calcio, hierro, potasio y magnesio.

El magnesio es ideal para mantener a raya la osteoporosis sin contar que es muy útil para metabolizar la energía de un cuerpo que está en cetosis. En cuanto al magnesio, es necesario para que los músculos trabajen, así como para activar el sistema nervioso, el corazón y protege el sistema inmunológico.

Asimismo se ha abordado el tema de las espinacas y la diabetes. Por un lado, las espinacas son ricas en un antioxidante muy particular que se llama ácido alfalipoico. Este colabora para que las personas con diabetes tipo 2, es decir, aquellos que no requieren inyecciones de insulina, puedan ver reducidos sus niveles de glucosa. Además, si se es de esas personas que sin ser diabéticas tienen esta condición de la resistencia a la insulina, con la espinaca tan presente en la dieta Atkins, se va a tener un aumento en la sensibilidad y se mejorará el organismo.

Aunque esto fuera poco la espinaca tiene aún más beneficios. También tiene propiedades anti-cancerígenas. Las espinacas son ricas en clorofila una sustancia conocida y que se ha comprobado ayuda a detener ciertas sustancias endógenas que están en la mira como potenciales o posibles promotores de tumores malignos.

En lo que respecta a algunas enfermedades respiratorias como el asma, el beta caroteno está presente en las espinacas, pone su grano de arena en el control de esta afección y otras enfermedades del sistema respiratorio. Por ejemplo con el melón, el brócoli y las calabazas tan recomendadas como acompañantes del pollo en la Atkins, también son ricas en betacarotenos.

Finalmente, las espinacas ayudan a controlar la presión arterial por su riqueza en potasio; tiene riqueza en vitamina K ayudan a prevenir la osteoporosis, se debe ser cuidadoso de comer espinaca si se tienen problemas de coagulación de sangre. Hay que recordar que no se debería consumir espinacas ni vitamina K si se padece alguna condición de salud asociada a la coagulación de la sangre.

Como plus adicional, la espinaca es rica en fibras, mejora el tránsito intestinal.

LAS NUECES

Esta es la merienda ideal en la dieta Atkins, además son deliciosas. Pero lo mejor de ellas es que tienen muchas propiedades que actúan muy bien en el cuerpo. Se les ha llamado súper alimento, y con razón. Las nueces tienen vitamina E, que es poderosamente antioxidante y además ayuda a frenar ese indeseado envejecimiento prematuro, hay que agregar su riqueza en potasio, Esto ayuda muchísimo al corazón, también contiene ácidos grasos Omega 3.

Como sucede con los arándanos, las nueces también son ricas en magnesio, imprescindible para prevenir la osteoporosis. Las nueces son ricas en fibra y en vitaminas del grupo B, las cuales optimizan el funcionamiento del sistema nervioso, ellas también son ricas en hierro, zinc y fósforo.

COMER CHOCOLATE EN LA DIETA ATKINS

Las personas que aman el chocolate de seguro amarán la dieta Atkins, se han hecho estudios que demuestran que el chocolate es más mala fama que realidad y esto ha nublado muchos de sus beneficios. Es más, se ha establecido que comer un poco de chocolate un poco antes del almuerzo, de la cena o del desayuno ayuda a reducir el hambre causando que se coma menos.

Además de esto, el chocolate ayuda a reducir la resistencia a la insulina, que no es más que una condición en la cual, el organismo genera la insulina correctamente, pero los músculos no la reconocen, esto hace que el cuerpo se comporte como el cuerpo de un diabético, sin que lo sea. Es lo que algunas personas, inclusive algunos especialistas, llaman erróneamente principio de diabetes o pre diabctcs, la prediabetes no existe. Simplemente o se es diabético o no se es.

Volviendo al tema sobre las bondades del chocolate en la dieta Atkins, hay estudios muy serios que han demostrado que en efecto, el chocolate oscuro reduce la resistencia a la insulina, si se agrega en la dieta Atkins esta dará mejores resultados.

Para que no haya duda de los grandes beneficios que proporciona el chocolate, en la dieta Atkins se puede comer un postre de chocolate, eso sí, debe ser el chocolate oscuro que tiene esas grasas saludables que son indispensables en la dieta Atkins para volver tu organismo cetáico y hacer más lenta la absorción de azúcares en la sangre. Esto va a evitar las subidas de insulina, y que se padezcan feroces ataques de hambre aún después de haber comido. Otra cosa positiva es que el chocolate oscuro reduce esos deseos de comerse alguna comida poco saludable, especialmente postres ricos en azucares.

Hay que resaltar nuevamente que el chocolate permitido es el que es negro, con un mínimo de 90% cacao. El chocolate con leche y el blanco son ricos en azucares, así que esos no se pueden comer, esos no se permiten en la dieta Atkins, el chocolate negro se debe comer en porcentajes pequeños no un paquete entero, solo un bocado, un pequeño placer saludable que se permite.

LAS UVAS

Esta es otra de las frutas recomendadas con la dieta Atkins, se pueden consumir en las comidas del día a día. Tienen muchos beneficios, entre ellos, los antioxidantes y su poder para enfrentar los radicales libres; las uvas son muy recomendadas en la dieta Atkins, están llenas de taninos, sustancias altamente antioxidantes, le dan un gran aporte de oxígeno a las moléculas, y ayudan a frenar la cadena de desestabilización molecular que promueve estos radicales inestables. También contienen flavonoides, además de ciertas otras sustancias que tienen propiedades antioxidantes y que por ende, ayudarán al organismo.

Los uvas colaboran con la digestión por el gran contenido de fibras, ayuda a proteger las paredes vasculares, ayudan a que no se envejezca pronto, promueven la formación de colágeno, y de paso, son muy deliciosas.

LAS FRESAS

Todos aman comer fresas, además son ricas en muchos nutrientes, el primero de ellos es la vitamina C, las fresas se recomiendan en la dieta Atkins en cualquiera de los menús.

Es altamente benéfica por su inmenso poder en antioxidantes, esto ayuda a combatir los radicales libres y todo lo que tiene que ver con el envejecimiento celular. Por eso es que es de las consentidas en la dieta Atkins, tienen un nivel bajo de carbohidratos, la dieta Atkins recomienda alimentos como las fresas, que de paso tienen taninos, súper antioxidantes, tiene un gran agregado de moléculas de oxígeno, que detienen la cadena de desestabilización molecular que promueven estos radicales libres. Además, las fresas son ricas en flavonoides, y ciertas otras sustancias que tienen propiedades antibacterianas y que por ende, te mantendrán libre de enfermedades gastrointestinales.

Son ricas en fibra, es decir buenas paras combatir el estreñimiento.

EL AGUACATE

El aguacate es considerado una fruta debido a que tiene una semilla, las verduras no tienen semillas, las frutas sí. El aguacate tiene un alto porcentaje de grasa saludable, estas grasas saludables e indispensables en la dieta Atkins para volver y mantener al cuerpo en estado de cetosis, esto hace lento el proceso de la absorción de azúcar y se evitan subidas de insulina.

Asimismo el aguacate ayuda a controlar el deseo de comerse un dulce o cualquier alimento rico en azúcar.

El aguacate es muy rico en vitamina E, la cual actúa como antioxidante, y ayuda a frenar el envejecimiento prematuro. Es rico en potasio, esto ayuda muchísimo al corazón que lo mantiene saludable, no hay que olvidar que contiene ácidos grasos omega 3.

Algo en lo que es rico el aguacate es en magnesio, ya antes se ha nombrado y se sabe que ayuda a prevenir la osteoporosis.

El aguacate es rico en fibra y en vitamina del grupo B, optimiza el funcionamiento del sistema nervioso y aporta hierro y zinc así como fósforo.

LA MANZANA

Dicen que comer una manzana al día aleja al médico. Ese refrán es muy verídico y se refiere a un postre que es muy bien aceptado en la comunidad de la dieta Atkins. La manzana es rica en vitamina C y tiene muchos antioxidantes que combaten los radicales libres que previenen o frenan el envejecimiento celular. Es por eso que es de los postres preferidos en el Atkins.

Va a ayudar a mantenerse más joven y con la piel más saludable, la manzana tiene un bajo nivel de carbohidrato y aporta moléculas de oxígeno que frena la desestabilización molecular que promueven los radicales inestables tan mencionados antes.

Eso sí, la recomendación es que se consuma con todo y piel, ya que ahí están los taninos y flavonoides y otras sustancias que tienen propiedades antibacterianas que ayudan a mantenerse libre de enfermedades del estómago.

La manzana ayuda muchísimo a mejorar los

problemas de estreñimiento y un gran contenido de fibras que ayudan a controlar los niveles de azúcar en sangre, además y esto es importante, las manzanas facilitan la digestión de alimentos ricos en grasas, que es un factor relevante en la dieta Atkins.

Además de esto las manzanas son ricas en calcio, ácido málico, y ácido tartárico, ayudan con los dientes y tienen propiedades diuréticas.

EL KIWI

El kiwi es otro de los favoritos en los postres de Atkins es muy rico en vitamina C y en ácido fólico y tiene muchos beneficios antioxidantes.

Combate los radicales libres y frena el envejecimiento celular, por eso es que se recomienda mucho en la dieta Atkins, porque ayuda a mantenerse saludable y tiene un bajo nivel de carbohidrato. También es rico en taninos que es una sustancia altamente antioxidante que aporta moléculas de oxígeno y frena la desestabilización molecular que promueve los radicales desequilibrados. Eso sí, el kiwi se come con piel, que es donde está la riqueza en taninos y flavonoides y una gran variedad de sustancias que tienen propiedades benéficas para el organismo.

El kiwi aleja el estreñimiento por el gran contenido de fibras que posee y controla los niveles de azúcar en la sangre, por otro lado el kiwi aporta calcio y su sabor es peculiar y agradable para el paladar.

Se puede consumir crudo como una fruta o preparado para carnes, claro, siempre sin azúcar.

LA BATATA

La batata es la reina de la dieta Atkins, se le llama camote, boniato o papa dulce, según el país donde se esté. El sabor que tiene es dulce y tiene pocas calorías y es sumamente saludable ya que aporta muchos beneficios al organismo. Por su parte tiene un gran contenido de vitamina E y entre más anaranjada sea más betacarotenos tiene.

Hay muchas variedades de batata, está la roja, la anaranjada y una casi roja.

Entre otros de los beneficios está que contiene hierro, potasio, como ya se dijo vitamina E, C y Zinc, además es rica en antioxidantes lo que la hace ideal para combatir los radicales libres y el envejecimiento celular. Por eso es tan recomendada la dieta Atkins porque mantiene el cuerpo saludable.

Es buena en esta dieta porque su nivel de carbohidrato es bajo, por esto la dieta Atkins recomienda la batata como guarnición. Según estudios la batata reduce la incidencia de cáncer en el organismo, además controla las inflamaciones y aporta beneficios para el sistema cardiovascular y para la vista. Además de que controla los niveles de azúcar en sangre y ayuda a expulsar metales pesados del organismo.

6

ALIMENTOS PROHIBIDOS EN LA
DIETA ATKINS

*C*omencemos por el veneno, la comida chatarra, la dieta Atkins no está exenta de caer en tentaciones en la calle con ese poco de publicidad y olores, colores y sugerencias.

A lo mejor se empieza con mucho juicio a comer sano con los hidratos de carbono justos, con una figura esculpida con esfuerzo pero en determinada se tiene un mal día, uno de esos donde no se debió salir de la cama y llega la tentación de comerse algo en la calle, un típico modo de fugarse cuando se ha pasado un mal rato.

Aunque permítenos decirte que con la dieta Atkins de seguro se puede enfrentar esta situación tensa ya que al mantener estables los niveles de azúcar, en un momento se estará más centrado y las ideas fijas, asimismo la autoestima está mejor por lo que será más sencillo enfrentar estas situaciones.

Si ya se tiene un tiempo con la dieta Atkins a lo mejor algunos años, seguramente es difícil que se llegue a romper y no se caerá en ese efecto rebote que tanto se detesta.

Esto es porque a esas alturas los niveles de azúcar en sangre estarán en la estabilidad deseada. A veces quienes empiezan caen en el efecto rebote porque rompen la dieta, esto se debe a que aún la memoria celular no ha comprendido de manera suficiente que el cuerpo ha cambiado.

Pero en cuanto a las tentaciones callejeras si se está en la dieta Atkins y por la calle se ve la tentación de un pollo frito, luego vendrá el despecho moral junto con la pesadez y la hinchazón, ya el cuerpo se ha adaptado a comer más saludable, esto quiere decir que al elegir comer saludable el mismo cuerpo dejará esa tentación de comer lo malo de la calle, y no es algo de lamentar, no se deseará esa comida, así ahora mismo se vea como muy deliciosa, después no será la gran cosa, solo un dulce que comías en una vida pasada, donde no se era totalmente pleno.

LAS GRASAS TRANS

Estas grasas tal como lo indica su nombre son grasas insaturadas, es decir se les ha pasado por un proceso para solidificarlas convirtiéndose en algo similar al colesterol animal. Las grasas se pueden formar naturalmente, por ejemplo en el estómago de los rumiantes que forman las grasas trans, esto hace que la leche sea más grasosa, mucho más nutritiva para los becerros y terneros, las grasas rumiantes pasan a formar parte de los músculos de los animales pero esto es a nivel de ellos, las grasas trans no se pueden sintetizar por los humanos. Es por eso que la salud de los humanos se ve comprometida con este tipo de dietas trans.

Este tipo de grasas producen daños para la salud humana, entre ellos están las enfermedades del corazón y la obesidad, además de las grasas trans que aumentan el colesterol malo y reducen el bueno, dejando como resultado el colesterol malo acumulado en arterias y el aumento de problemas cardiacos y accidentes cerebrovasculares. Los triglicéridos también se ven comprometidos con las grasas trans.

El peso aumenta por culpa de las grasas trans, a diferencia de las grasas que se pueden comer en la dieta

Atkins, las grasas que son no saturadas y de origen animal, como el omega 6, la grasa de nata o la grasa natural de las carnes, las grasas trans no son usadas por el organismo para crear energía sino que se acumulan, lo que contribuye a la obesidad.

El problema con estas grasas es que las industrias siguen produciéndolas ya que dan el sabor a los alimentos haciendo que se vendan más, sin tener en cuenta la salud de la sociedad, pero esto se puede ver leyendo las etiquetas especialmente en esos países donde se es estricto en la materia de alimentos e industrias como Canadá y Estados Unidos.

En la dieta Atkins la grasa trans no tiene cabida, en este caso se incluyen los helados, las pizzas, las frituras, las empanadas, las galletas, tortas, grasas como la margarina, y comidas rápidas entre otros.

La dieta Atkins en esto es clara, no se deben consumir grasas solidificadas como la margarina, en todo caso lo mejor es agregar un derivado de las aceitunas como el aceite de oliva por ejemplo.

Actualmente está muy en boga la dieta Atkins modificada, esta es un poco más flexible que la tradicional y es más atractiva porque deja que se pueda comer más carbohidrato en la fase dos. Pero en el fondo mantiene el mismo principio, se busca la cetosis del organismo y reducir el carbohidrato lo más que se pueda.

Estos son los alimentos que no pueden comerse durante la dieta Atkins:

- Azucares: zumos, pasteles, gaseosas, helados, dulces etc.
- Granos: centeno, cebada, arroz, espelta, trigo.
- Aceites vegetales: aceite de soja, de maíz, aceite de semilla de algodón, aceite de canola, entre otros.
- Grasas trans: se halla en alimentos procesados con la palabra hidrogenado en la lista de ingredientes.
- Alimentos dietéticos y bajos en grasa, que son altos en azucares.
- Verduras con carbohidratos, como zanahorias, nabos, entre otros. Aunque esto es solo para la fase 1.
- En la fase uno no se pueden consumir plátanos, manzanas, peras, uvas, naranjas.
- Almidones como batatas y patatas tampoco se pueden en la fase 1.
- Legumbres: las lentejas, frijoles, garbanzos,

tampoco se pueden en la fase uno.

7

EFECTOS METABÓLICOS Y FISIOLÓGICOS DE LA DIETA ATKINS

Una de las maneras en las que la dieta Atkins va a ayudar a prevenir o por lo menor ralentizar la oxidación es con su aporte constante de buenos carbohidratos, saludables y necesarios para el cuerpo.

Los carbohidratos sanos ayudan por sus antioxidantes y es que la dieta Atkins contempla alimentos que tienen taninos, los cuales son como el té verde, los frutos rojos, el vino, las uvas, el kiwi, la manzana el chocolate negro, la batata, entre otros.

Todos son muy poderosos a la hora de proporcionarle antioxidantes al cuerpo. La dieta recomienda también alimentos ricos en betacarotenos y en vitamina A como la calabaza y la zanahoria, la vitamina

E como los huevos, los flavonoides que están en el chocolate negro, la vitamina C de las cerezas y fresas, esta vitamina que es precursora en la formación del colágeno junto a otros grandes beneficios.

La dieta Atkins promueve que en lugar de ingerir azucares, gaseosas, harinas, y esos alimentos vacíos de salud y ricos en contaminar el cuerpo, mejor consumir grasas saludables como las nombradas anteriormente.

Aunque no se pueden eliminar del todo, si hay maneras para poder mantenerlos a raya, claro, con una mala ingesta en la dieta diaria, esto no es el único factor que promueve la producción de los radicales libres, también hay radicales inherentes a cada uno, por ejemplo el estrés, que es uno de los más resaltantes y todas esas situaciones que causan inquietud y alteran los sentidos, como el vivir con depresión, angustias, miedos, tristeza y todo lo que pueda generar y desatar malas emociones.

También están los agentes internos que producen radicales libres, el hacer ejercicio extremo que puede ser nocivo para la salud ya que todos los extremos son malos y es el mismo cuerpo el que indica cómo se debe hacer ejercicio.

Es el mismo cuerpo el que llega a un límite donde dice que ya está, si se excede entonces tendrá internamente una sensación similar al estrés.

Así como con la dieta Atkins se controla la medida, en el ejercicio también y aunque ayuda a generar endorfinas y ese grupo de hormonas que hacen sentir bien y aleja los radicales libres, también el exceso es malo.

Siguiendo con el tema de la alimentación y el envejecimiento cada persona con mala alimentación se afecta, una mala alimentación es una dieta basada en una mayor cantidad de carbohidratos de la que se debe y además de mala calidad. Harinas refinadas, azucares y demás.

En vez de tomar la energía de las grasas que es lo que se espera, no es así. Esto agota el cuerpo. Comer descontrolado dulces, pastas, tortas, todo esto hará que el cuerpo se agote mucho. La razón es porque tiene que trabajar en convertir los hidratos de carbono en azucares para luego pasarlos a grasas y después a combustible o sea energía. Luego que toma lo requerido como combustible y genera músculos y nervios, entonces guarda lo que no consume Todo esto termina siendo una tarea inmensa porque todo ese proceso en detalle estimula la aparición de los radicales libres que son tan reactivos que surgen con la idea de envejecer el cuerpo.

Esta es otra de las grandes virtudes de la dieta Atkins, no solo va a bajar de peso, sino que ayudará a mantenerse la juventud por más tiempo.

Visto todo este proceso de lo que es la dieta Atkins, de la importancia que tiene para el organismo, posterior a haber aclarado rápidamente esa controversia que genera y demostrar que realmente es buena, no queda más que mostrar algunas recetas.

Solo es una para cada fase, pero realmente son muchísimas, esto es otro de los elementos positivos que tiene la dieta Atkins, que goza de muchas opciones para comer, no es algo cuadriculado donde aburre, al contrario, las opciones son variadas.

Estas son entonces algunas de las recetas Atkins:

RECETAS ATKINS

Esta es una receta que puede tenerse en cuenta para la Fase 1:

PESCADO EN COCO

Los ingredientes necesarios son:

- 3 huevos de gallina.
- Una libra de brócoli.
- Dos cucharadas de romero.
- Un filete de pescado
- 250 mililitros de leche de coco.
- Sal como se desee.
- Una cucharadita de mantequilla.

El modo de preparación es así:

Se comienza por hervir el brócoli con llama alta, dejarlo hasta que esté al dente. Posteriormente se ponen los huevos en un tazón y se dejan hervir por unos diez minutos.

Le sigue retirarlos del fuego y se dejan enfriar. Se les quita la cascara y se dejan enteros para posterior seguir en la preparación.

Ahora se toma el pescado se pone en una olla, se le agrega el romero y se cocina a fuego lento, cuando esté listo se vierte la leche hasta que quede cubierto, ahora se pone el pescado con la leche al fuego nuevamente. Se hace hasta que el pescado esté blando y listo para comer, se le agrega el brócoli, los huevos, se sirve y bien provecho.

Esta es una receta para la fase dos:

CALABACINES A LA MOZZARELLA

Para preparar esta receta se necesitan estos ingredientes:

- Un par de tomates maduros y rojos.
- Un calabacín.
- Dos hojas frescas, lavadas y grandes de albahaca.
- Dos tallos de apio.
- Tres cucharadas de vinagre de manzana.
- Mayonesa al gusto.
- Dos tallos de cebollines.
- 100 gramos de queso mozzarella.
- 200 gramos de lechuga fresca.

Al tener todos los ingredientes el siguiente paso es la preparación, se hace de esta manera:

En un tazón se mezcla la mayonesa, el queso mozzarella, el vinagre, cebollín picado y la albahaca.

En otro tazón separado se pone picado el calabacín,

con los tomates y la lechuga, se mezcla todo y se sirve. Listo a comer.

Esta es una receta para la fase tres:

ARÁNDANOS CON YOGURT

- Se requieren 40 arándanos.
- 220 gramos de yogurt.
- 30 gramos de almendras.

De este modo se prepara:

Se deben colocar los arándanos con las almendras en un tazón, se cubren con el yogurt y se colocan en el refri para luego servirlos fríos, con un postre ideal para una de las entrecomidas.

Esta es una receta para la fase cuatro que se puede emplear cuando se desee y es muy saludable:

FRESAS CON HOJUELAS DE AVENA

Para empezar estos son los ingredientes que se necesitan:

- 40 gramos de avena.

- 7 fresas lavadas.
- Una cucharadita de vainilla.
- 50 mililitros de agua.
- 75 gramos de yogurt.

Teniendo los ingredientes de este modo es que se va a preparar:

Se coloca en un tazón el grupo de fresas lavadas, ahora se calienta en una olla y se agrega la avena, se deben cocinar hasta que estén tostadas, luego se agrega el agua y las fresas, se pone la vainilla y se cubre con todo el yogurt. Ya ha quedado listo para disfrutarlo.

CONCLUSIÓN

Llegados a estas alturas del trabajo, habiendo conocido rápidamente lo que es la dieta Atkins y lo que puede ofrecer a cada uno de los que la hagan, es inevitable no pensar en ese montón de dietas milagro, pastillas, historias y ficciones de paso, para conseguir el peso ideal.

Bajar de peso se convierte en la obsesión de muchos que quieren ponerse en forma y ponerse toda aquella ropa que ha perdido; y que la ropa que tiene le quede bien a como dé lugar. Pero esas dietas que se han intentado al final se han ido al caño y llega el temido efecto rebote.

La dieta Atkins tiene la ventaja de ir paso a paso con la persona que la practica. Esa es una de las grandes ventajas, el desarrollo de ella es más prolongado que otras dietas rutinarias que terminan siendo abrumadoramente aburridas.

Por lo tanto es normal que muchas personas terminen abandonando las dietas y engorden de nuevo y se depriman.

Pero eso no tiene que seguir siendo así, ahora con esta dieta, la dieta Atkins se puede empezar a perder peso rápidamente, que es una de las grandes ventajas, pero ya después no pasará como con aquellas dietas que siempre hay un régimen, no, al llegar a la fase cuatro se puede estar así por el resto de la vida y no faltará nada, el cuerpo tendrá la nutrición que necesita y lo mejor, en el peso ideal.

Se tendrá la figura deseada, el peso deseado y la ropa de la talla que corresponde entrará sin problema, sin pasar hambre sin perder valores sin una mala nutrición.

La fase uno puede ser un poco difícil, no hay que negarlo, pero qué comienzo no es duro, al menos los que realmente traerán la satisfacción a la persona. Las dietas que dicen ser fáciles en realidad son una gran mentira, no tienen nada qué ofrecerle a las personas, solo son botes de humo que luego dejarán un desagradable efecto rebote.

Si se desea empezar a hacer la dieta Atkins el momento es ahora, se tiene que preparar un plan de comidas, en internet abundan muchas recetas para cada una de las fases, y también hay que prepararse mentalmente.

Si al principio se tiene deseo de tirar la toalla hay que saber que este es rápido, ya luego vendrán las otras fases que son más tolerantes, un consejo es que esta dieta se combine con un poco de ejercicio, puede ser suave, salir a caminar, ir al gym en la caminadora, trotar un poco, cualquier cosa, no tiene que ser una rutina extrema de deporte, los efectos de combinar dieta y ejercicio dan resultados más rápido.

Dicho todo esto el deseo de esta parte es que la dieta deje unos efectos saludables en cada uno, y que más allá de tener un cuerpo hermoso, se tenga una salud de hierro y con un cuerpo en el peso ideal.

www.ingramcontent.com/pod-product-compliance
Lightning Source LLC
Chambersburg PA
CBHW031134020426
42333CB00012B/371